Inhaltsverzeichnis

VORWORT

Ich bedanke mich schon einmal bei den Menschen, die mir dabei geholfen haben, den Inhalt dieses Buches zu verfassen. Ohne euch wäre das Ganze hier gar nicht erst möglich gewesen. Immer mehr interessieren sich für das Thema Bodybuilding und Muskelaufbau, daher wollte ich ein Buch für Einsteiger herausbringen. Es gibt viele Bücher, welche für Einsteiger zu sehr in die Tiefe gehen, was mich dazu veranlasste, dieses Buch übersichtlicher und verständlicher zu verfassen. Und bevor es losgeht: es liegt am Ende bei Ihnen, ob Sie die ganze Sache durchziehen. Geben Sie uns doch ein Feedback, sobald Sie das Buch durchgelesen haben; das hilft uns, die Inhalte in Zukunft zu verbessern. Verlieren wir keine Zeit mehr!

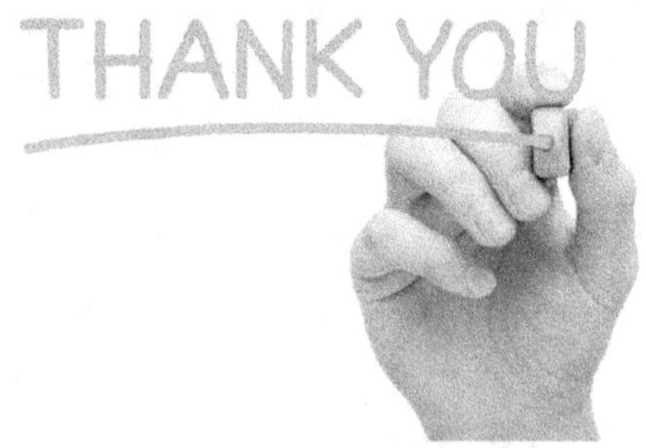

"FOR ME, LIFE IS CONTINUOUSLY BEING HUNGRY. THE MEANING OF LIFE IS NOT SIMPLY TO EXIST, TO SURVIVE, BUT TO MOVE AHEAD, TO GO UP, TO ACHIEVE, TO CONQUER." – **Arnold Schwarzenegger**

"IF YOU DON'T FOLLOW A GOOD NUTRITIONAL PLAN, YOU'RE BODYBUILDING WITH ONE ARM BEHIND YOUR BACK". – **Shawn Ray**

"EVERYBODY WANTS TO BE A "POWERBUILDER", BUT DON'T NOBODY WANT TO LIFT NO HEAVY-ASS WEIGHTS." – **Ronnie Coleman**

"I'VE MADE MANY GOOD FRIENDS IN BODYBUILDING, THOUGH THERE ARE FEW I'D TRUST TO OIL MY BACK." – **Lee Labrada**

"ONE OF THE GREATEST EXPERIENCES IN LIFE IS ACHIEVING PERSONAL GOALS THAT OTHERS SAID WOULD BE, 'IMPOSSIBLE TO ATTAIN.' BE PROUD OF YOUR SUCCESS AND SHARE YOUR STORY WITH OTHERS." – **Robert Cheeke**

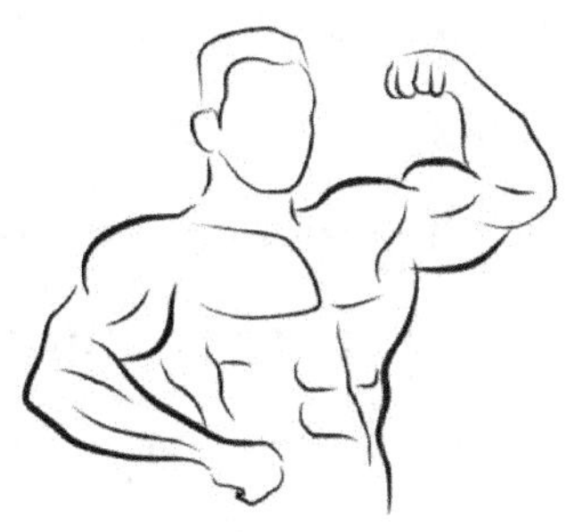

Der Muskelaufbau macht aus Ihnen nicht nur einen gesünderen Körper, sondern auch einen gesünderen Geist. Das Wort Muskelaufbau sagt alles. Es ist so einfach, die Bedeutung dieses Wortes zu verstehen und worum es bei diesem Sport geht. Der Muskelaufbau ist der beste Sport, wenn es darum geht, Ihren Körper proportional zu formen und anzupassen.

Der Muskelaufbau verringert das Risiko, eine koronare Herzkrankheit zu bekommen.

Durch körperliche Aktivitäten wie Krafttraining und Aerobic haben Sie mehr Chancen, Bluthochdruck, Fettleibigkeit und hohe Cholesterinwerte zu reduzieren und zu kontrollieren.

Der Muskelaufbau hat so große und gesunde Auswirkungen auf Muskeln, Knochen und Gelenke. Muskelaufbau hält Körper und Muskeln stark und flexibel. Bodybuilding und Krafttraining können definitiv bei Osteoporose und Arthritis helfen.

Diese gesundheitlichen Vorteile von Krafttraining und Aerobic sind bereits bekannt. Kann unser Gehirn und unser Geist von Muskelaufbau, Krafttraining und Aerobic-Übungen profitieren? Was wissen wir darüber?

Bei diesem Sport geht es nicht nur um den Körper. Wichtiger ist, dass diese große körperliche Aktivität auch von Gesundheit handelt. Suchen Sie gesundheitliche Vorteile von Bodybuilding und Aerobic? Dieses Buch enthält alles, was Sie über Muskelaufbau wissen müssen - von optimaler Ernährung über gezieltes Sporttraining bis hin zu passenden Rezepten und vielem mehr

KAPITEL 1

WAS IST EIGENTLICH BODYBUILDING?

Woran denken Sie, wenn Sie das Wort "Muskelaufbau" sehen? Für die meisten Menschen stellen sie Bilder von massigen, muskulösen, eingeölten Männern in engen, kleinen Bikinihosen dar. Sie stellen sich diese Männer und Frauen vor, die auf der Bühne unter hellen Lichtern herumlaufen und ihren gigantischen Bizeps, Trizeps und Brustmuskeln für ein begeistertes Publikum biegen.

In seinen einfachsten Worten ist die vollständige Definition von Muskelaufbau "die Entwicklung und das Wachstum des Körpers durch Bewegung und Ernährung". Sobald Sie jedoch in die professionelle Muskelaufbau-Welt übergehen, wird die Definition "die Entwicklung und das Wachstum des eigenen Körpers für die Wettbewerb Zwecke." Zwei sehr

unterschiedliche Definitionen, jede mit ihren
Unterschieden, aber mit der gleichen Grundlage.
(Stärke für die Muskeln des Körpers aufzubauen.)

Es ist anders als Krafttraining, weil es sich auf
Hypertrophie (Muskelwachstum) und Ästhetik (wie
der Körper aussieht) konzentriert anstatt auf
einfaches Krafttraining oder einfach nur schweres
Gewicht zu heben. Es gibt höhere
Wiederholungsbereiche und mehr Zusatzübungen,
um Muskeln zu isolieren und zu popeln. Ein
Muskelaufbauer trainiert typischerweise jeden Tag
seines Trainingssplits einen bestimmten Körperteil.
Ein Split zerlegt eine Trainingsroutine in kleinere
Teile, sodass Sie mehr Übungen pro Körperteil
machen können. Deshalb hören Sie von vielen
Leuten, die von "Schulter Tag" oder "Bein Tag"
sprechen. Sie sind in der Regel 5-6 Tage in der
Turnhalle und arbeiten in der 6-12
Wiederholungsbereich für Hypertrophie.

IST DER MUSKELAUFBAU EINE GUTE SACHE?

Der Muskelaufbau ist eine gute Möglichkeit, den Körper aufzubauen. Anhebende Gewichte erhöhen die Muskelmasse, wodurch Sie größer und stärker werden. Es hilft Ihnen auch, mehr Fett in Ruhe zu verbrennen. Muskelerhalt hat einen hohen Energiebedarf, also einfach mehr Muskeln auf dem Körper zu haben verbrennt mehr Kalorien, egal was Sie tun. Bodybuilding baut auch stärkere Knochen, senkt den Cholesterinspiegel und reduziert das Risiko von Herzerkrankungen. Aber warte .... es gibt mehr! Muskelaufbau ist vorteilhaft für die Verringerung von Stress, Angst und Depression. Und lasst uns ehrlich sein - ein sexy, starker Körper trägt viel dazu bei, Selbstvertrauen und Selbstwertgefühl aufzubauen.

Bodybuilding bringt Sie wirklich in Einklang mit Ihrer mentalen Verbindung. Wenn Sie große, zusammengesetzte Bewegungen machen, konzentrieren Sie sich darauf, Ihren ganzen Körper fest und ordentlich zu halten. Wenn Sie in Isolation arbeiten, fühlen Sie die Muskeln, von denen Sie nie wussten, dass Sie es hatten und jetzt, fühlen Sie es nicht nur, Sie kontrollieren es! Muskelaufbau ist auch hervorragend für die Symmetrie. Wenn Sie zu lange mit der "Langhanteln" arbeiten, wird Ihre stärkere Seite unbewusst mehr Arbeit leisten und oft Disproportion in beiden Größen und Stärken verursachen. Wenn Sie jede Seite einzeln trainieren, halten Sie sie gleichmäßig und Sie können die Schwachstellen trainieren.

Manche Menschen entscheiden sich einfach, ihren Körper aus Erholungszwecken zu trainieren. Es ist ein Weg, die Gesundheit zu steigern, das Selbstvertrauen zu stärken, aber am Ende des Tages macht es jemanden glücklicher in seinem eigenen Körper fit zu sein. Es beinhaltet auch die Konstruktion einer Diät, um dem Muskel zu helfen, Masse zu schaffen und das Muskelwachstum anzuregen. Eine Art von Person, die sich dazu entschließt mit dem Muskelaufbau zu beginnen, muss sehr diszipliniert sein und sich einem anstrengenden Workout Regiment unterziehen und ihre Essgewohnheiten konsequent jeden Tag zu ändern. Eine Person, die sich gerade dazu verpflichtet, ein Bodybuilder zu werden, sollte immer professionellen Rat suchen.

Einige werden sich mit einem Ernährungsberater für die Nahrungsseite des Muskelaufbau Programms beraten lassen und dann einen persönlichen Trainer für die physische Seite des Prozesses konsultieren. Beide helfen Ihnen, während des Muskelaufbau-Prozesses sicher zu bleiben, während Sie die Muskelmasse erhöhen und das Erfolgspotenzial erhöhen. Um Ihren Körper richtig aufzubauen und die Muskelgröße zu erhöhen, haben der professionelle Muskelaufbau drei Hauptstrategien zur Maximierung ihrer Muskeln: Krafttraining, Spezialnahrung und angemessene Ruhe.

Einer der größten Vorteile von Muskelaufbau ist, dass es hilft, das Risiko der Entwicklung koronarer Herzkrankheiten dramatisch zu reduzieren, und der Muskelaufbau ist besser zu kontrollieren als Fettleibigkeit, hohe Cholesterinwerte und hohen Blutdruck. Es ist auch vorteilhaft, den Muskel stark und flexibel zu halten und Gesundheitszustände wie Arthritis und Osteoporose zu vermeiden.

Der Muskelaufbau ist auch eine der besten Möglichkeiten, um ein Gefühl des psychischen Wohlbefindens zu fördern, während Stress, Angst und Depressionen reduziert werden. Es ist nützlich, das Selbstwertgefühl und das Selbstvertrauen zu erhöhen und gleichzeitig ein positives Selbstbild zu entwickeln. Darüber hinaus hilft es Bodybuildern, mit Stimmungsschwankungen und negativen Emotionen umzugehen. Das ist nicht alles, der Muskelaufbau ist unübertroffen, um einem zu helfen, besser zu schlafen und psychische Spannungen und Müdigkeit zu reduzieren. Aerobic-Übungen und Krafttraining können sich mehr als nur so bewähren. Es kann verwendet werden, um Depressionen auf natürliche Weise zu behandeln und den Geist "positiv" von Sorgen und Hürden des Lebens abzulenken, um Menschen zu helfen, die Kontrolle über Körper, Geist und Leben erlangen.

WANN IST DIE BESTE TAGESZEIT FÜR DEN MUSKELAUFBAU?

Bevor wir das Urteil fällen, wollen wir zuerst herausfinden, wie sich der Körper während verschiedener Phasen des Tages verhält, damit Sie den Zweck dieser "begründeten Entscheidung" kennen.

Am Morgen ist der Testosteronspiegel am höchsten, aber die Körpertemperatur ist immer noch niedrig. Auch das Niveau der geistigen

Wachheit neigt dazu, am späten Vormittag zu steigen. Am Nachmittag ist die Schmerztoleranz im Vergleich zu anderen Phasen des Körpers am höchsten. Darüber hinaus gibt es einen steigenden Trend für Körpertemperatur und Adrenalin während des späten Nachmittags und diese Zeitperiode bezeichnet auch eine optimale Periode des körperlichen und geistigen Funktionsgleichgewichts. Am Abend ist die Lungenleistung jedoch am besten, der geistige Fokus nimmt ab. Zu diesem Zeitpunkt sind Stärke, Flexibilität, Ausdauer, Körpertemperatur und Koordination auf einem Höhepunkt.

Außerdem ist der Morgen die beste Zeit für den Aufbau von Muskeln, da der Testosteronspiegel am höchsten ist und das primäre männliche Sexualhormon für die Proteinsynthese entscheidend ist und die beim Krafttraining beschädigte Muskelfaser wiederaufbaut. Auf der anderen Seite, sind Nachmittage am besten für das durchbrechen Ihres Plateau mit Muskel-Schock-

Techniken da die Schmerzschwelle am höchste ist, während abends, es am besten ist in Höchstleistung zu sein, da der Körper zu dieser Zeit für intensive körperliche Aktivitäten am besten positioniert ist.

- Wenn Sie einen langsamen Stoffwechsel haben (Endomorph Körper), ist es am besten, das Fitnessstudio am Morgen zu besuchen, sodass der Körper, die Energie aus Ihrem Fettspeicher verwenden kann.

- Wenn Sie einen schnellen Stoffwechsel haben (Ectomorph Körper), ist es am besten, an den Abenden zu trainieren, da das Essen bereits in Ihrem Körper sein wird, kann es als „Brennstoff" verwendet werden.

KAPITEL 2

DIE BEDEUTUNG DER ERNÄHRUNG

Wenn Sie groß werden wollen, müssen Sie Essen, und wenn ich esse, bedeutet das, dass Sie viel essen müssen. Letztendlich kommt es darauf an, genug Kalorien zu essen. Ihr Körper kann nichts aus dem Nichts machen und wenn der Treibstoff für die Muskeln nicht da ist, kann Ihr Körper auch nicht Muskeln aus dem Nichts erschaffen.

Bei so vielen Ratschlägen über die beste Massenaufbaudiät kann es ziemlich verwirrend sein zu wissen, was Sie essen sollten und was Sie vermeiden sollten. Ohne die richtige Ernährung wäre das perfekt strukturierte Programm eine totale Zeitverschwendung. Alle Spitzensportler werden zustimmen, dass die Ernährung sogar mehr Zeit in Anspruch nehmen wird als das Training selber.

Damit Trainingsfortschritte stattfinden können,

brauchen wir drei Dinge: den Trainingsreiz, die richtige Ruhe und angemessene Ernährung. Von diesen dreien wäre die Ernährung am wichtigsten, da sie die Grundlage bietet für den Muskelwachstum und es ermöglicht eine ausreichende Trainingsintensität im Fitnessstudio: Der Hauptgrund, warum Menschen bei ihren Trainingsbemühungen normalerweise keine Fortschritte machen, ist ein Mangel an Ernährungswissen. Oft wird man beim Muskelaufbau feststellen, dass sie ungenügend für den Muskelwachstum essen, oder Sie nehmen zu viel von den falschen Arten von Nährstoffen. Der Schlüssel zum Erfolg, ist es konsequent zu sein. Abwechslung ist wichtig, aber es lohnt sich, an einer bestimmten Diät festzuhalten, anstatt Ihren Ansatz zu erschüttern, wenn langfristige Ergebnisse erzielt werden sollen.

Die meisten essen eine Woche lang sehr viele Kohlenhydrate und die nächste Woche wieder weniger Kohlenhydrate. Oder sie haben vielleicht zwei Cheat-days pro Woche (wo alles möglich ist). Keine gute Idee, da der Körper sich an eine andere Art des Essens anpassen muss und selbst wenn er sich angepasst hat, müssen die Athleten ihre Diät wieder aufnehmen und dies wird viel schwieriger sein, wenn sie für zwei Tage in den Cheat-day gehen.

Sie müssen mehr stärkehaltige Kohlenhydrate und weniger Fette vor und nach dem Training essen, um Energie und Muskelwachstum zu fördern. Wenn Sie trainieren, und Muskeln aufbauen möchten, werden Sie so häufiger essen müssen. Und wenn Sie Stunden vom Training entfernt sind, müssen Sie die Stärke und Fette erhöhen, was Sie auf den richtigen Weg hält, um Ihre Fettabbauziele zu erreichen. Für Mahlzeiten, die stärkehaltige Kohlenhydrate enthalten, haben Sie folgende Optionen:

- Stärken: Brauner Reis, Quinoa, Süßkartoffeln, Kartoffeln, Hafer, Vollkornnudeln, Brot, Müsli, Wraps

- Protein: Proteinpulver, Eiweiß, ganze Eier (sparsam), weißes Fleisch, Weißfisch, griechischer Joghurt

- Obst / Gemüse / Hülsenfrüchte: Tropische Früchte, grünes / faseriges Gemüse, Bohnen

- Öle: sparsam verwenden; Teelöffel, nicht Esslöffel

- Für Mahlzeiten, die keine stärkehaltigen Kohlenhydrate enthalten, haben Sie folgende Möglichkeiten:

- Protein: Proteinpulver, Eier, weißes Fleisch, rotes Fleisch, öliger Fisch oder weißer Fisch, griechischer Joghurt

- Früchte / Gemüse / Hülsenfrüchte: Beeren, grün / faserig, Bohnen (sparsam)

- Öle / Fette: Esslöffel, kein Teelöffel.
  Avocados, Nüsse / Samen, Kokosnussöl,
  Canolamayonnaise, Vollfettkäse

Wenn wir über Nährstoffe reden, die sich auf Gesundheit, Fitness und Muskelaufbau beziehen, beziehen wir uns im Allgemeinen auf die großen drei: Proteine, Kohlenhydrate und Fette, die Makronährstoffe.

Vitamine, Mineralstoffe und Mikronährstoffe, sind ebenfalls wichtig, da sie die Schlüsselelemente für eine korrekte Stoffwechselfunktion liefern. Sie unterstützen die Assimilation der drei Makronährstoffe und werden selbst in unterschiedlichem Ausmaß in Proteinen, Fetten und Kohlenhydraten gefunden.

Die Makronährstoffe bilden die Basis Ihrer Ernährung, da sie die Rohstoffe liefern, die Sie für Ihr Training und Wachstum benötigen. Sie bestehen aus den folgenden Elementen.

Protein

Als der wichtigste Muskelaufbau-Nährstoff
betrachtet, ist Protein, das aus 20 Aminosäuren
besteht und vier Kalorien pro Gramm liefert, für
den Aufbau der Muskeln verantwortlich,
zusammen mit jeder Zelle in unserem Körper (es
bildet die Basis unserer 100 oder so Billionen Zellen
unseres Körpers).

Ohne eine ausreichende Versorgung an Proteinen,
wird kein zusätzlicher Muskelaufbau trotz harter
Trainingsanstrengung erzeugt. In der Tat führt
unzureichende Protein zufuhr tatsächlich zu
Muskelschwund, wenig Proteine zu essen und
danach für viele Stunden zu trainieren, ist nicht
effektiv. Von den 20 Aminosäuren, die in Proteinen
gefunden werden (Aminosäuren als Protein-
Struktureinheiten bestimmen die Qualität einer
bestimmten Proteinquelle), sind 10 davon
essentiell und zehn sind nicht essentiell. Wie
beispielsweise Marathonläufer, Athleten, genau die

Menschen typischerweise sehr. Der Körper kann die nicht essenzielle Sorte herstellen, während der essenzielle Typ durch eine richtige ausgewogene Ernährung erhalten werden muss.

Protein-Aufnahme-Rechner

Nahrungsquellen, die wenige essenzielle Aminosäuren haben, sind daher eine schlechte Wahl für diejenigen, die Muskeln aufbauen möchten. Die in diesem Handbuch angegebene Diät ist bei Proteinen mit einem hohen biologischen Wert am höchsten.

Die Höhe des biologischen Wert bezieht sich auf die vollständigen Proteine, die eine Fülle von muskelaufbauenden essenziellen Aminosäuren liefern. Diese Aminosäuren sind von entscheidender Bedeutung, wenn man intensiv mit Gewichten trainiert, da diese Praxis tatsächlich zu einem Mikrotrauma des trainierten

Muskelgewebes führt (kleine Risse im Muskel, die repariert werden müssen).

Dieses Mikrotrauma, im Wesentlichen die Zerstörung von Muskelgewebe, erfordert eine ausreichende Menge an Proteinen, um den Muskel auf größere Ebenen aufzubauen. Und mit der richtigen Menge an Proteinen, kombiniert mit einem ausreichenden Trainingsreiz, wie in diesem Feature beschrieben, sollten die Muskeln kompensieren, indem sie größer und stärker werden in Vorbereitung auf zukünftige Trainingseinheiten. Sie passen sich dem auferlegten Stress nur durch den Ersatz von Proteinspiegeln an. Muskeln benötigen ständig eine Versorgung mit Proteinen, um die Synthese von neuem Muskelgewebe zu ermöglichen.

Proteine Essen

Die kleine Menge an Eiweißzufuhr über den Tag verteilt hilft bei der richtigen Assimilation (angesichts der kleineren, ausreichenden Menge, die zu jeder Zeit verarbeitet werden muss), Stoffwechselfunktion (sechs kleinere Mahlzeiten, im Gegensatz zu drei größeren Mahlzeiten, beschleunigen den Stoffwechsel und helfen so bei der Fettverbrennung) und natürlich Muskelaufbau (die Muskeln bleiben erhalten).

Nahrungsmittel, die Proteine mit dem höchsten biologischen Wert enthalten, wie Eier, Hühnchen, Fisch, Milch und Steak, eignen sich am besten für Trainingszwecke, da sie ein vollständiges Spektrum der essenziellen Aminosäuren aufweisen, die im idealen Verhältnis zum Überleben des Menschen stehen.

Proteinpulver, insbesondere solche auf Molkenbasis (Molke ist das am schnellsten absorbierbare Pulver mit der höchsten biologischen Qualität), können ebenfalls verwendet werden, um genug von diesem essenziellen Nährstoff zu erhalten. Zum Wiederholen, für diejenigen, die regelmäßig und energisch trainieren, würden ein bis 1,5 Gramm Protein pro Kilo Körpergewicht das Ideal sein.

Proteine helfen uns...

• Muskeln aufzubauen, da es der Reparaturnährstoff des Körpers ist.

• Körperfett zu verlieren, da es den Stoffwechsel wie kein anderer Nährstoff anregt.

• das Gefühl zu geben der Fülle und das Verlangen nach den gesunden Lebensmitteln.

• die Gewebereparatur zu verbessern

• das Immunsystem zu schützen

• essenzielle Hormone und Enzyme herzustellen

• die Energie zu geben, wenn keine Kohlenhydrate zur Verfügung stehen.

• eine fettarme Muskelmasse zu bekommen

Proteinquellen

- Eier

- Molkenprotein-Ergänzungen

- Milch

- Hüttenkäse

- Hähnchen

- Fisch

- Steak

Kohlenhydrate

Wenn Protein der Nährstoff des Körpers ist, dienen Kohlenhydrate als Primärenergielieferant, um alle menschlichen Bewegungen anzutreiben.

Kohlenhydrate, die auch vier Kalorien pro Gramm liefern, arbeiten mit Proteinen zusammen, um das Wachstum als Nebenprodukt des Widerstandstrainings sicherzustellen. Ohne einen ausreichenden Trainingsstimulus kann der Verzehr der erforderlichen Proteinmenge einen vernachlässigbaren Effekt auf das Muskelwachstum haben.

Kohlenhydrate ermöglichen es einem, sein volles Potenzial zu trainieren. Kohlenhydrate kommen in verschiedenen Formen vor, die in bestimmten Mengen zu bestimmten Zeiten einen Bodybuilding-Fortschritt unterstützen. Die zwei verschiedenen Arten von Kohlenhydraten in der Ernährung, werden in diesem Leitfaden zur Verfügung gestellt und eine Erklärung von jedem folgen:

Komplexe Kohlenhydrate

Die komplexen Kohlenhydrate, die so genannt werden, weil sie über einen längeren Zeitraum abgebaut werden und uns länger halten, spielen in diesem Programm eine herausragende Rolle als Treibstoffquelle Nummer eins. Komplexe Kohlenhydrate kommen in zwei Untergruppen (stärkehaltige und faserige), die weithin als "die gesunden Kohlenhydrate" bekannt sind. Die stärkehaltige Gruppierung umfasst: Kartoffeln, Reis, Getreide, Spaghetti, Teigwaren und Vollkornbrot. Die stärkehaltige Kohlenhydratkomponente dieser Diät umfasst braunen Reis, Vollkornbrot und Pellkartoffeln, da diese Formen mehr Ballaststoffe enthalten, was beim Fettabbau hilft und allgemein der Gesundheit zugutekommt.

Faserige Kohlenhydrate, die Spargel, Brokkoli, Blumenkohl, Zwiebeln und Spinat enthalten, fügen in der Regel Volumen ohne überschüssige Kalorien zur Ernährung hinzu. Sie werden oft als ernährungsphysiologische dichter der Kohlenhydrat quellen eingestuft, da sie eine Vielzahl von Vitaminen und Mineralstoffen enthalten. Schon auf dieser Grundlage sind sie sehr wichtig und sollten nicht übersehen werden.

Die Diät, die hier zur Verfügung gestellt wird,

schließt diese hauptsächlich in Form von Brokkoli

ein, um die metabolische Rate zu beschleunigen,

um höhere Niveaus des Körperfetts zu verbrennen,

während die Mikronährstoffe für eine erhöhte

metabolische Funktion auf allen Niveaus geliefert

werden.

Einfache Kohlenhydrate

Die einfachen Zuckerkohlenhydrate, die Zucker in
seinen verschiedenen Formen enthalten, Milch,
Honig, Schokolade und Kuchen, sind ohne die
natürlichen Nährstoffe, die in den komplexen und
faserigen Kohlenhydraten gefunden werden. Wenn
diese Nährstoffe beim Kohlenhydratstoffwechsel
helfen, werden die einfachen Kohlenhydrate,
leichter umgewandelt und als Fett gespeichert.

Außerdem enthalten einfache
Zuckerkohlenhydrate oft verschiedene Zusätze, die
zu einer schlechten Gesundheit beitragen und die
Muskelzuwächse einschränken. Außerdem
verursachen sie häufig einen Anstieg des
Insulinspiegels, was dazu führt, dass sie in Fett
umgewandelt werden. Sobald das Insulin in
übermäßigen Mengen in den Blutkreislauf gelangt
ist, nimmt es so viel Energie auf, wie es finden kann
(normalerweise in Form von zirkulierenden

Kohlenhydraten), was uns müde macht.

Diese Kohlenhydrate werden dann normalerweise als Körperfett gespeichert. Die einfachen Zucker Kohlenhydrate werden oft als das größte Problem für diejenigen, die versuchen, Gewicht zu verlieren angesehen.

Einfache Kohlenhydrate, die einfach weniger Zucker (eine gesündere Option) enthalten, sind Äpfel, Himbeeren, Melonen und Orangen. In bestimmten Fällen sind diese anstelle von Zucker in dieser Diät enthalten.

Einfache Kohlenhydrate sind im geringeren Maße vorhanden, da sie für den Trainingsfortschritt in kleineren Mengen hilfreich sein können. Einfache Kohlenhydrate sind in dieser Diät in Form eines Energiegetränks direkt nach dem Training für schnelle Energieauffüllung enthalten.

Kohlenhydrate helfen uns

* hart zu trainieren, da es der Hauptenergielieferant ist.

* es auzufüllen, ohne es auszufüllen, da es sich voll anfühlt ;)

* Vitamine, Mineralien und Ballaststoffe zu liefern.

* bei der Hauptbrennstoffquelle des Körpers.

* hauptsächlich für Energiezwecke des ganzen Körpers.

* alle Gewebe und Zellen in unserem Körper mit Glukose für die Energie verwendbar zu machen.

* ,damit das zentrale Nervensystem, die Nieren, das Gehirn und die Muskeln (einschließlich des Herzens) richtig funktionieren.

* in den Muskeln und in der Leber, gespeicherte Energie für später aufzubewahren.

* bei der Darmgesundheit und die Beseitigung der Abfälle.

Kohlenhydrat-Quellen

- Brauner Reis

- Haferflocken

- Weizenvollkornbrot

- Kartoffeln

- Süßkartoffeln

- Vollkornnudeln

- Brokkoli

- Spinat

- Bananen

- Orangen

- Erdbeeren

Fette

Wie Kohlenhydrate liefern Fette in ihren verschiedenen Formen Energie. Im Gegensatz zu Kohlenhydraten liefern sie keine Energie in idealer Form (nach den meisten Schätzungen) und bei neun Kalorien pro Gramm werden sie mehr als wahrscheinlich, als Fett gespeichert, wenn sie im Übermaß genommen werden.

Aus gesundheitlicher Sicht sind Fette als ein beitragender Faktor für Herzerkrankungen und Fettleibigkeit bekannt. Jedoch sind nicht alle Fette gleich. Es gibt gute und schlechte Fette und die Diät, die in diesem Führer beschrieben werden, besteht hauptsächlich aus der vorteilhaften Art. Die richtige Art von Fetten in der richtigen Menge wird tatsächlich der Gesundheit zugute-kommen, da jede Zelle unseres Körpers aus einer Fettschicht besteht (die Zellmembran), die dieser Zelle hilft, richtig zu funktionieren.

Die Zellmembran ist der Teil der Zelle, der den Eintritt von Aminosäuren und Kohlenhydraten und anderen wichtigen Metaboliten wie Lippen (oder Fetten) und für die optimale Funktion jeder einzelnen Zelle und die Beseitigung von Abfallprodukten für jede Zelle ermöglicht.

Schlechte Fette

Diese Arten von Fetten umfassen die gesättigten und trans-Sorten und sind verantwortlich für die negativen Auswirkungen auf die Gesundheit, für die Fett oft bekannt ist. Gesättigte Fette kommen in tierischen Produkten vor und sind bei Raumtemperatur fest (Fleisch, Meeresfrüchte, Vollmilchprodukte - Käse, Milch und Eiscreme - Geflügelhaut und Eigelb) und tragen hauptsächlich zu Herzerkrankungen bei (indem sie Blut anreichern) Cholesterinspiegel) und Fettleibigkeit (aufgrund der überschüssigen Kalorien, die sie liefern, die leichter als Fett gespeichert werden).

Wenn man das sagt, ist eine sehr kleine Menge an gesättigtem Fett nicht unbedingt eine schlechte Sache, da es zeigt, dass es bei der Testosteronproduktion hilft, was zu Muskelmassezuwächsen und Körperfettverlusten führt - es geht darum, das richtige Gleichgewicht zu finden, die in dieser Diät gezeigt werden (eine verhältnismäßig kleine Menge an gesättigten Fetten kommen von den verschiedenen tierischen Produkten). Transfette sind das Ergebnis des Hydrierungsprozesses, der auftritt, wenn Wasserstoff einem Pflanzenöl zugesetzt wird, um seine Haltbarkeit zu erhalten. Transfette werden zu kommerziellen Produkten hinzugefügt, um die Langlebigkeit zu erhöhen und werden den Trainingsfortschritt und die Gesundheit negativ beeinflussen, wenn Sie Ihre Diät einhalten. Es ist kein notwendiges Fett, also ist es völlig aus dem Diät-Programm in diesem Leitfaden weggelassen.

Gute Fette

Gute Fette gibt es in zwei Arten: einfach ungesättigte (in natürlichen Lebensmitteln wie Nüsse, Avocados, Olivenöl und Traubenkernöl, Maisöl und Rapsöl) und mehrfach ungesättigte (in pflanzlichen Ölen, Sonnenblumen-, Baumwoll- und Fischöl gefunden).

Monosaturiertes Fett

Von diesen beiden ist mehrfach ungesättigtes Fett wahrscheinlich die bessere Wahl, da es eine größere Bandbreite an positiven Wirkungen hat, einschließlich einer Fähigkeit, Entzündungen signifikant zu reduzieren (perfekt für die Erholung nach dem Training), Krebswachstum zu verhindern und die Gehirnfunktion zu verbessern, genommen in seiner Omega-3-Form.

Für den Muskelaufbau wurde nachgewiesen, dass Omega-3-Fischöl (in der Supplement-Rubrik profiliert) die Muskelentzündung stark reduziert und gleichzeitig eine Rolle bei der Kräftigung der Gelenke spielt, was es zu einer offensichtlichen Wahl für jeden macht, der Gewichte hebt. Einfach ungesättigtes Fett sollte nicht übersehen werden, da es auch einige große Vorteile hat.

Die Vorteile gesunder Fette

Olivenöl, das in diesem Programm als der Hauptfettbestandteil zusammen mit dem mehrfach ungesättigten Fischöl auftritt, ist ein Hauptaspekt der vielgerühmten Mittelmeerdiät. Olivenöl ist dafür bekannt, das Blut zu verdünnen und die allgemeine Gesundheit zu verbessern sowie das Bodybuilding Trainingsergebnisse zu verbessern.

Eine wichtige Sache, die erinnert werden muss, die sogenannten schlechten Fette, sind im tierischem Fleisch und werden in dieser Diät verbraucht, werden auch in verschiedenen verpackten Produkten gefunden. Um die zusätzlichen Kalorien, die für Sie zur Verfügung stehen, zu vermeiden, schneiden Sie alle sichtbaren Fette von Streifen und Hühnern ab und kaufen Sie wasser-gepackten Thunfisch statt der ölbasierten Sorte.

Fette helfen uns bei...

• normalem Wachstum der menschlichen Entwicklung.

• Speicherung der Energie (Fett ist die konzentrierteste Energiequelle).

• bestimmten Vitaminen (wie Vitamine A, D, E, K und Carotinoide) aus.

• der Polsterungen für die Organe.

• der Aufrechterhaltung der Zellmembranen.

• Geschmack, Konsistenz und Stabilität der Lebensmittel.

KAPITEL 3

MUSKELAUFBAU ÜBUNGEN

Die meisten modernen Fitness-Studios bieten eine große Auswahl an Trainingsgeräten, um ihren Mitgliedern zu helfen, ihre individuellen Ziele auf die effektivste Art und Weise zu verfolgen. Im Gegensatz zu ihren Vorgängern sind moderne Lifter in der Lage, spezifische Körperteile auf spezielle Weise mit Hilfe spezialisierter Werkzeuge zu zielen.

Hantelbank drücken

Hanteln werden für Gelenkisolationsübungen verwendet. Aber es gibt mehr zum Kurzhanteltraining, als man denken könnte - die Verwendung von Kurzhanteln für Ganzkörper-, multiplerer Bewegungen kann eine Vielzahl von Kraftgewinnen liefern.

Die Verwendung von Kurzhanteln zwingt beide Gliedmaßen, die gleiche Menge an Arbeit zu leisten und hilft Ihnen dabei, bestehende Muskel- oder Kraft-Ungleichgewichte zu überwinden, die eines der häufigsten Probleme sind, mit denen Bodybuilder heute konfrontiert sind.

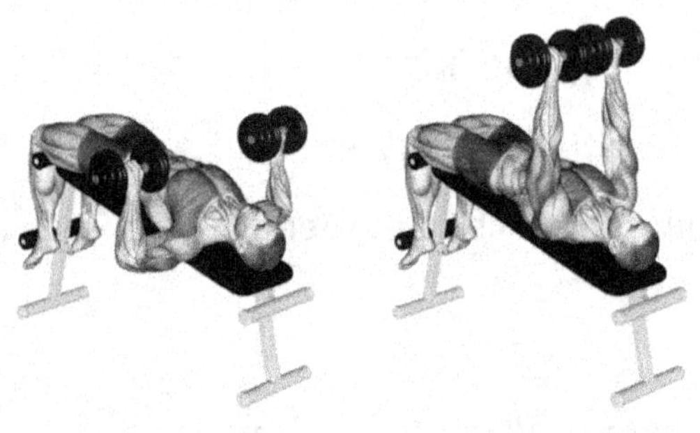

Anleitung

- Legen Sie sich auf eine flache Bank mit einer Hantel in jeder Hand, die auf Ihren Oberschenkeln ruht. Die Handflächen werden einander zugewandt sein.

- Heben Sie dann mit den Oberschenkeln die Hanteln nach oben, sodass Sie sie in Schulterbreite vor sich halten können.

- Sobald Sie Schulterbreite erreicht haben, drehen Sie Ihre Handgelenke nach vorne, sodass die Handflächen von Ihnen weg zeigen. Die Hanteln sollten nur an den Seiten der Brust liegen, wobei Oberarm und Unterarm einen 90-Grad-Winkel bilden. Achten Sie darauf, jederzeit die volle Kontrolle über die Hanteln zu behalten. Dies wird Ihre Startposition sein.

- Dann, wenn Sie ausatmen, benutzen Sie ihre Brust, um die Hanteln nach oben zu drücken. Schließen Sie Ihre Arme an der Oberseite des Lifts und drücken Sie auf Ihre Brust, halten Sie für eine Sekunde und fangen Sie dann langsam an herunterzukommen. Tipp: Idealerweise sollte das Absenken des Gewichts ungefähr doppelt so lange dauern wie das Abheben.

- Wiederholen Sie die Bewegung für die vorgeschriebene Anzahl von Wiederholungen Ihres Trainingsprogramms.

-

Achtung: Wenn Sie fertig sind, lassen Sie die Hanteln nicht neben sich fallen, da dies gefährlich für Ihre Rotatorenmanschette in Ihren Schultern und für andere ist, die um Sie herum arbeiten.

Heben Sie einfach Ihre Beine vom Boden, beugen Sie sich an den Knien, drehen Sie Ihre Handgelenke so, dass Ihre Handflächen sich gegenüber stehen, und legen Sie die Hanteln auf Ihre Oberschenkel. Wenn beide Hanteln Ihre Oberschenkel berühren, drücken Sie gleichzeitig Ihren Oberkörper nach oben (während Sie die Hanteln an den Oberschenkeln drücken) und führen Sie einen leichten Kick mit den Beinen nach vorne aus (halten Sie die Hanteln auf den Oberschenkeln). Durch diese kombinierte Bewegung wird der Schwung Ihnen helfen, wieder in eine sitzende Position zu gelangen, wobei sich beide Hanteln noch auf Ihren Oberschenkeln befinden. In diesem Moment können Sie die Hanteln auf den Boden legen.

Liegestütze

Liegestützen sind eine der besten Muskelaufbau - Übungen, die jemals erfunden wurden. Sie benötigen keine Ausrüstung, bauen an den richtigen Stellen Kraft auf, haben Hunderte von Variationen, um die Dinge frisch zu halten, und sind leicht quantifizierbar, sodass die Verfolgung des Fortschritts ein Kinderspiel ist.

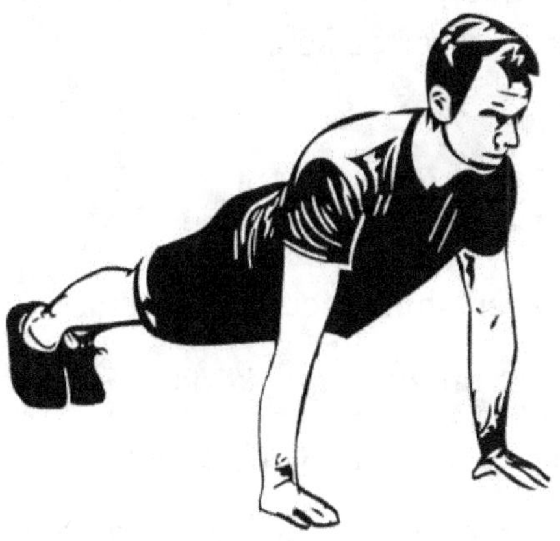

Anleitung

- Legen Sie sich mit dem Gesicht nach unten auf den Boden und legen Sie Ihre Hände

ungefähr 36 cm auseinander, während Sie
Ihren Oberkörper auf Armlänge halten.

- Als Nächstes senken Sie sich nach unten, bis
  Ihre Brust beim Inhalieren fast den Boden
  berührt.

- Atmen Sie nun aus und drücken Sie ihren
  Oberkörper wieder in die Ausgangsposition,
  während Sie Ihre Brust zusammendrücken.

- Nach einer kurzen Pause an der oberen
  kontrahierten Position können Sie
  beginnen, sich für so viele Wiederholungen
  wie nötig nach unten zu senken.

Variationen:

Wenn Sie bei dieser Übung neu sind und nicht

die Kraft haben, es auszuführen, können Sie

entweder die Beine an den Knien beugen, um

Widerstand zu nehmen, oder die Übung an der

Wand statt am Boden durchführen.

Fliegende Hantel

Wenn Sie speziell die Brust auf null setzen möchten, ist die eine Möglichkeit, dies mit der Fliegenden zu tun. Da die Fliege-Bewegung viel mehr Betonung auf die Brustmuskeln legt, ist es eine gute Übung, während Ihres Brust-Trainings für maximale Definition.

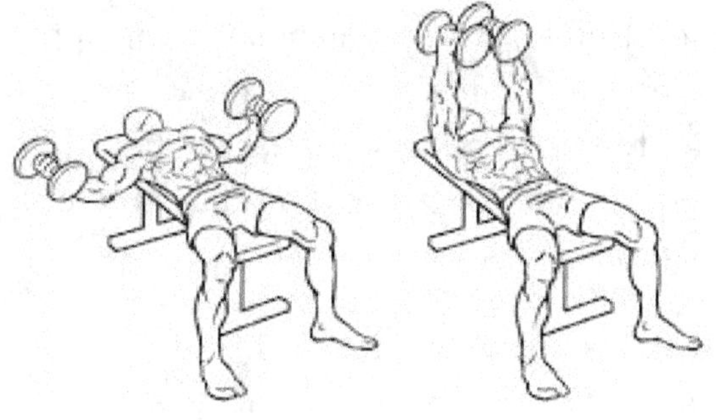

Anleitung

- Legen Sie sich auf eine flache Bank mit einer Hantel, die auf Ihren Oberschenkeln ruht. Die Handflächen werden einander zugewandt sein.

- Heben Sie dann mit den Oberschenkeln die Hanteln an und heben Sie die Hanteln nacheinander an, sodass Sie sie in Schulterbreite mit den Handflächen vor sich halten können. Heben Sie die Kurzhanteln hoch, als würden Sie sie drücken, halten Sie aber kurz an, bevor Sie sich aussperren. Dies wird Ihre Startposition sein.

- Mit einer leichten Beugung an den Ellbogen, um Stress an der Bizepssehne zu vermeiden, senken Sie Ihre Arme auf beiden Seiten in einem weiten Bogen, bis Sie eine Dehnung auf der Brust spüren. Atmen Sie ein, wenn Sie diesen Teil der Bewegung ausführen. Tipp: Denken Sie daran, dass die Arme während der gesamten Bewegung stationär bleiben sollten. Die Bewegung sollte nur am Schultergelenk erfolgen.

- Bringen Sie Ihre Arme zurück in die Ausgangsposition, während Sie Ihre Brustmuskeln drücken und ausatmen. Tipp: Stellen Sie sicher, dass Sie denselben Bewegungsbogen verwenden, um die Gewichte zu verringern.

- Halten Sie für eine Sekunde an der kontrahierten Position und wiederholen Sie die Bewegung für die vorgeschriebene Anzahl von Wiederholungen.

KABELZUG

Die Kabelweiche ist eine großartige Brustübung, da sie die Brustmuskeln von der Startposition aus streckt und auf die äußeren Brustmuskelfasern trifft. Die Position Ihrer Rolle wird durch den Bereich der Brust bestimmt, auf den Sie zielen möchten.

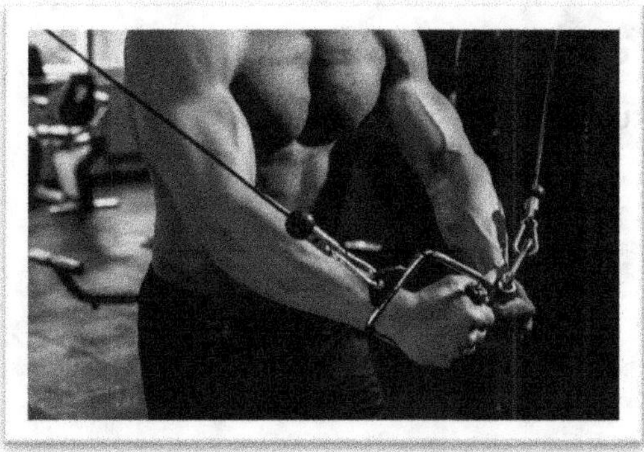

Anleitung

- Um in die Ausgangsposition zu gelangen, legen Sie die Rollen in die untere Position, wählen Sie den zu verwendenden Widerstand und greifen Sie jeden Griff mit einer Hand.

- Schritt vorwärts, Spannung in den Riemenscheiben gewinnen. Ihre Handflächen sollten nach vorne gerichtet sein, die Hände unterhalb der Taille und die Arme gerade. Dies wird Ihre Startposition sein.

- Mit einer leichten Biegung in den Armen, ziehen Sie Ihre Hände nach oben und in Richtung der Mittellinie Ihres Körpers. Ihre Hände sollten vor Ihrer Brust zusammenkommen und die Handflächen sollten nach oben zeigen.

- Bringen Sie Ihre Arme nach einer kurzen Pause in die Ausgangsposition zurück.

Langhantel-Bankdrücken

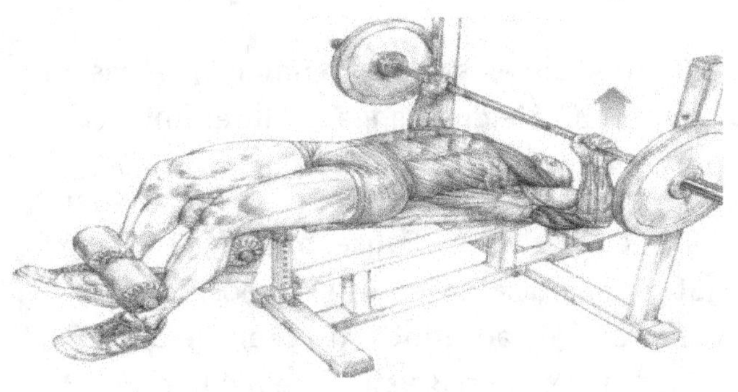

Anleitung

- Sichern Sie Ihre Beine am Ende der Niedergangbank(wenn nicht vorhanden, nicht schlimm) und legen Sie sich langsam auf die Bank.

- Heben Sie mit einem Griff (mittlerer Breite) (ein Griff, der in der Mitte der Bewegung zwischen den Unterarmen und den Oberarmen einen 90-Grad-Winkel erzeugt) die Stange aus dem Gestell und halten Sie sie mit geschlossenen Armen gerade über sich. Die Arme sollten senkrecht zum Boden stehen. Dies wird Ihre Startposition sein. Tipp: Um Ihre Rotatorenmanschette zu schützen, ist es am besten, wenn Sie einen Spotter dabeihaben um die Hantel vom Gestell schonend zu heben.

- Während Sie einatmen, kommen Sie langsam runter, bis Sie die Stange auf Ihrer unteren Brust fühlen.

- Nach einer zweiten Pause, bringen Sie die Stange zurück in die Ausgangsposition, während Sie ausatmen, drücken Sie die Stange mit Ihren Brustmuskeln durch. Verschließe Sie ihre Arme und drücke Sie die Brust in die zusammengezogene Position, halten Sie das Ganze für eine Sekunde und fangen Sie dann wieder langsam an zu herunterzukommen. Tipp: Es sollte mindestens doppelt so lange dauern, um nach unten zu kommen, als nach oben zu kommen.

- Wiederholen Sie die Bewegung für die vorgeschriebene Anzahl an Wiederholungen.

- Wenn Sie fertig sind, legen Sie die Stange wieder in das Gestell

Vorsicht:

- Wenn Sie bei dieser Übung neu sind, wird empfohlen, einen Spotter einzusetzen. Wenn kein Spotter verfügbar ist, dann seien Sie vorsichtig mit der Menge des verwendeten Gewichts.

- Achten Sie auch darauf, dass die Stange, sich nicht zu weit nach vorne verschiebt. Sie wollen doch, dass die Stange, die untere Brust berührt und nirgendwo anders.

- Prellen Sie nicht das Gewicht auf Ihre Brust. Sie sollten jederzeit die volle Kontrolle über die Langhantel haben.
  Variationen: Sie können auch Hanteln oder Übungsbänder verwenden, um diese Übung durchzuführen

Kreuzheben

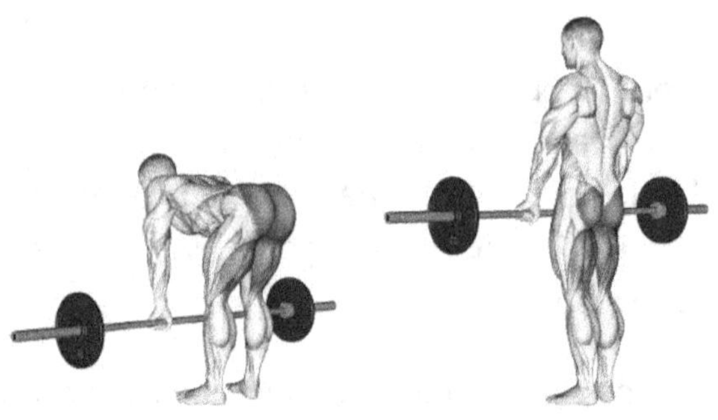

Das ist technisch mehr als eine Rückenübung, es trifft die gesamte hintere Kette von Ihren Kälbern bis zu Ihren oberen Fallen - aber es ist das absolut Beste für die gesamte Rückseitenentwicklung. Die Technik ist sehr wichtig mit dem Kreuzheben, aber sobald Sie es herausgefunden haben, können Sie Monster Gewichte heben, die maximalen Muskel rekrutieren, Muskelaufbauende Hormone freisetzen und Ihnen helfen, groß zu werden. Es gibt auch zahlreiche (Kreuzheben) Progressions Programme, denen Sie folgen können, um Ihnen dabei zu helfen, neue persönliche Bestzeiten zu erreichen. Physiologen lieben es, das Kreuzheben der Leute für Kraft und Konditionierung zu verschreiben, weil die Übung Ihre Muskulatur hämmert und eine der besten Möglichkeiten ist, um Ihre Knochenstruktur zu stärken. **In Ihrem Training:** Wenn es Ihnen zu schwer wird (etwa 6 Wiederholungen), machen Sie zuerst Kreuzheben, damit Sie warm werden. Wenn Sie die Wiederholungen machen, können Sie sie später im Training machen.

Mit so vielen tollen Übungen zur Auswahl, ist die Auswahl der besten Bodybuilding-Übungen eine schwierige Aufgabe. Ich würde empfehlen, dass Sie die unten aufgelisteten Übungen für einen starken, kraftvollen, felsenfesten Körper anwenden. (kurz: Beginnen Sie erst mit diesem Teil, wenn Sie schon mit den oberen aufgelisteten Übungen Erfahrung haben)

Olympische Kniebeuge

Dies ist eine beliebte Bein-Übung unter den Muskelaufbauer. Für diese gedrungene Variation wird die Stange auf Ihrem Nacken liegen und Sie werden eine schmalere Position einnehmen müssen. Dies wird Ihre Knie über Ihre Zehen zwingen und Ihrem Oberkörper erlauben, aufrecht zu bleiben, was zu einer Quad-dominanten Übung

führt. Während diese Squat-Variante mehr Quad-
dominant ist, werden Ihre Gesäßmuskeln und
Beinbeuger immer noch ein gutes Training
bekommen.

Kreuzheben

Offensichtlich ist dies der wichtigste Schritt für die
Rückenentwicklung. Es gibt nichts Besseres als ein
schweres Kreuzheben. Zusätzlich zu den Muskeln
des Rückens (und fast jedem Muskel in Ihrem
Körper) ist die hormonelle Reaktion, die durch das
Kreuzheben ausgelöst wird, sehr günstig für den
Aufbau fettfreier Muskeln.

Bankdrücken

Dieser alte Favorit ist sehr effektiv für den
Muskelaufbau, da er mehr Gewicht als jede andere
Oberkörperübung verwendet, was zu einem
massiven Wachstum des Oberkörpers führt.

Schulterdrücken

Dies ist eines der besten Gesamtentwicklungs-
übungen. Sie erhalten auch den zusätzlichen
Vorteil der Arbeit mit Ihrem Trizeps. Achten Sie bei
dieser Bewegung darauf, dass das Knie leicht
gebeugt ist um evtl. Schmerzen zu vermeiden.
Indem Sie dies tun, werden Ihre Beine zur
Hauptantriebskraft am Anfang des Aufzugs.

Langhantelrudern vorgebeugt

Dies kann vom Boden oder von einer erhöhten
Plattform aus erfolgen. Experimentieren und finde
Sie heraus, was für Sie am besten funktioniert.
Unabhängig davon, welchen Stil Sie wählen,
besteht der Schlüssel darin, die Schulterblätter am
oberen Ende der Bewegung zusammenzudrücken.
Bei dieser Übung arbeitet die gesamte Muskulatur
des Rückens.

Klimmzüge Latziehen (weiter Obergriff)

Klimmzüge Latziehen sind unbedingt erforderlich, um einen beeindruckend breiten Rücken zu entwickeln. Sie sind Lat-intensiver als Ihr normales Gegenstück. Um Klimmzüge mit breitem Griff auszuführen, fassen Sie die Klimmzugstange breiter als die Schulterbreite, und achten Sie darauf, dass sie bei jeder Wiederholung bis ganz nach unten gehen. Ziehen Sie sich den ganzen Weg nach oben, sodass die Stange in der Höhe der Brust ist.

Trizepsdrücken (liegend)

Trizepsverlängerung, Skullcrusher, wie auch immer Sie es nennen wollen, stellen Sie sicher, dass Sie diese Bewegung machen. Die Trizeps-Extension ist eine klassische Trizeps-Isolierungsübung der alten Schule. Es ist für immer und wird von einigen der besten Bodybuilder aller Zeiten verwendet. Halten Sie Ihre Ellbogen dicht beieinander und deuten Sie auf die Decke. Bringe Sie die Stange in Richtung Ihrer Stirn, um die Aktivierung des Trizepses zu maximieren. Die Versuchung besteht darin, die Ellbogen auszuweiten, um mehr Gewicht drücken zu können. - Tun Sie das nicht!

Kreuzheben (mit geraden Beinen)

Der Schwerpunkt bei dieser Übung sollte die Bewegung der Oberschenkel sein. Ihre Füße sollten schulterbreit auseinander sein, während Ihre Beine gerade sind. Dies erzwingt die Hauptlast der Arbeit, die von den Oberschenkelmuskeln ausgeführt wird. Sie werden die Oberschenkel, Gesäß und Rücken mit dieser Übung effektiv schlagen. Das Kreuzheben mit geraden Beinen ist eine sehr effektive Übung.

Wadenmuskeln (stehend)

Ein Körper ist nicht vollständig, ohne pralle Waden.

Die stehende Wadenaufzucht ist König, wenn es

darum geht, die Muskeln der Waden zu entwickeln.

Legen Sie die Stange auf den Rücken (genau wie

eine Kniebeuge) und heben Sie Ihre Zehen an (Am

besten stehen sie auf einer leicht erhöhten Ebene).

So einfach ist das. Sie können diese Übung auch

effektiv in der Smith-Maschine ausführen. Und

habe Sie keine Angst, schwerere Gewichte zu

nehmen.

Muskelaufbau, Aerobic und richtige Ernährung haben positive Auswirkungen auf die geistige Schärfe und den gesunden Geist. Arbeite Sie an Ihrem Körper, arbeite Sie an Ihrem Verstand und sie werden Ihnen in den kommenden Jahren besser dienen.

Krafttraining und Aerobic erhöhen das Selbstwertgefühl und das Gefühl der Befähigung. **Muskelaufbau** bietet Übung, die Sie stärker und energischer macht.

Je energischer und stärker Sie sich fühlen, desto größer ist Ihr Selbstvertrauen und Ihre Selbstachtung. Mit starker, gesunder und positiver Zuversicht und Selbstwertgefühl können Sie täglichen Stress, Angst und Depression bekämpfen. Sie werden die Kontrolle über Ihr Leben, Ihren Gesundheitszustand und Ihren Körper haben.

Auf was warten Sie noch?

Fett Verbrennen am Bauch: Innerhalb kürzester Zeit die ersten Ergebnisse sehen – *Lilo Riedel*
zum Buch: https://amzn.to/2yo9KOT

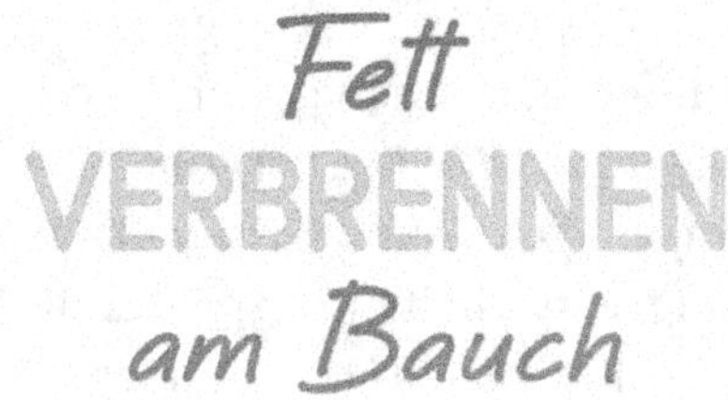

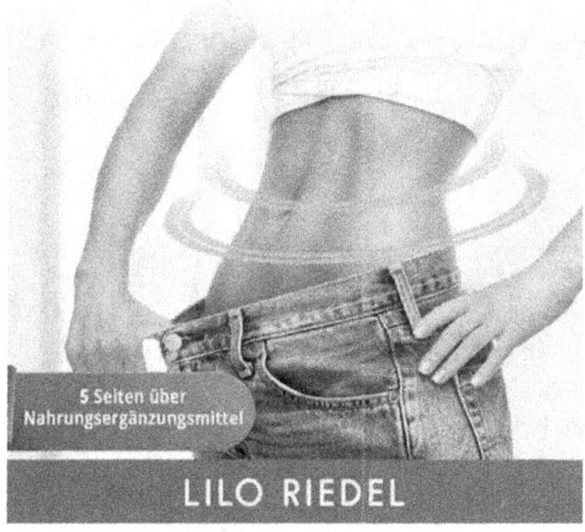

HAFTUNGSAUSSCHLUSS

Der Inhalt dieses E-Books wurde mit großer Sorgfalt

geprüft und erstellt. Für die Vollständigkeit, Richtigkeit

und Aktualität der Inhalt kann jedoch keine Garantie

oder Gewähr übernommen werden. Der Inhalt dieses E-

Books repräsentiert die persönliche Erfahrung und

Meinung des Autors und dient nur dem

Unterhaltungszweck. Der Inhalt sollte nicht mit medizinischer Hilfe verwechselt werden.

Es wird keine juristische Verantwortung oder Haftung für Schäden übernommen, die durch kontraproduktive Ausübung oder durch Fehler des Lesers entstehen. Es kann auch keine Garantie für Erfolge übernommen werden. Der Autor übernimmt daher keine Verantwortung für das Nicht-Erreichen der im Buch beschriebenen Ziele

Dieses Buch kann Links enthalten zu anderen Websiten. Auf den Inhalt dieser Webseiten haben wir keinen Einfluss. Deshalb kann auf diesen Inhalt auch keine Gewähr übernommen werden. Die verlinkten Seiten wurden zum Zeitpunkt der Verlinkung auf mögliche Rechtsverstöße geprüft. Für die Inhalte der verlinkten Seiten ist aber der jeweilige Anbieter oder Betreiber der Seiten verantwortlich. Rechtswidrige Inhalte konnten zum Zeitpunkt der Verlinkung nicht festgestellt werden.